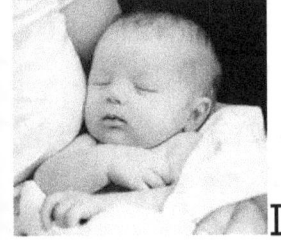

INTRODUCTION A LA GROSSESSE.

••

Préface : Bienvenue dans le monde merveilleux de la maternité

La grossesse est une période de transformation et de découverte, à la fois sur le plan physique et émotionnel. C'est une étape de la vie qui suscite à la fois excitation et appréhension, où chaque jour apporte son lot de nouvelles expériences et d'émotions intenses. Pour les futures mamans, cette aventure extraordinaire est à la fois source de bonheur et de questionnements.

Ce guide sur la grossesse a été créé dans le but de fournir une source d'informations complète et fiable pour accompagner les femmes tout au long de cette période exceptionnelle. Que vous soyez une future maman en attente de votre premier enfant ou que vous ayez déjà l'expérience de la maternité, vous trouverez dans ces pages des réponses à vos interrogations, des conseils pratiques et des ressources utiles.

Nous avons structuré cet ouvrage en différents chapitres afin de couvrir tous les aspects de la grossesse, de l'avant à l'après-accouchement. Vous y découvrirez les étapes clés de la grossesse, les changements physiques et émotionnels qui l'accompagnent, ainsi que les moyens de vous préparer au mieux à l'arrivée de votre bébé.

Nous aborderons également les aspects médicaux importants de la grossesse, tels que le suivi prénatal, les examens et tests recommandés, ainsi que les différentes interventions possibles lors de l'accouchement. Vous trouverez des informations sur les symptômes courants de la grossesse et des conseils pour les gérer au mieux.

L'après-accouchement est une période tout aussi cruciale, où la mère et le bébé entament leur vie commune. Nous vous guiderons à travers les premiers instants avec votre nouveau-né, les soins post-partum, l'allaitement maternel et l'alimentation du nourrisson. Nous aborderons également les aspects émotionnels de cette période, car il est essentiel de prendre soin de son bien-être mental et de trouver le soutien nécessaire.

Nous vous invitons à explorer ce guide, à le lire à votre rythme et à y revenir chaque fois que vous en ressentez le besoin. La maternité est une aventure unique, et nous espérons que ce livre vous apportera les informations dont vous avez besoin pour vivre cette expérience de manière épanouissante et sereine.

N'oubliez pas que chaque grossesse est différente, et qu'il est important de consulter votre professionnel de la santé pour obtenir des conseils personnalisés. Que ce guide soit pour vous une ressource précieuse et un compagnon bienveillant dans votre parcours vers la maternité.

Bonne lecture et félicitations pour cette magnifique étape de votre vie !

L'équipe de rédaction

LA GROSSESSE.

La grossesse est une période durant laquelle une ou plusieurs progénitures se développent dans le corps d'une femme. Une grossesse humaine typique dure environ 40 semaines, soit un peu plus de neuf mois, à partir de la dernière période menstruelle de la femme ou de la conception. On la divise généralement en trois trimestres, chaque trimestre durant environ trois mois.

Au cours de la grossesse, le corps de la femme subit de nombreux changements pour soutenir le développement du fœtus. Cela comprend l'augmentation de la taille de l'utérus, des changements hormonaux, l'augmentation du volume sanguin et des modifications du système cardiovasculaire, entre autres.

La grossesse peut être confirmée par des tests de grossesse qui détectent l'hormone gonadotrophine chorionique humaine (hCG).

La santé de la mère et de l'enfant peut être surveillée tout au long de la grossesse par des examens prénatals réguliers. Ces examens peuvent inclure des analyses de sang, des échographies, des examens physiques et parfois des tests génétiques.

Il est également important pour une femme enceinte de maintenir un mode de vie sain, y compris une alimentation équilibrée, un exercice régulier (selon les directives de son professionnel de la santé) et l'évitement de substances nocives comme l'alcool, la nicotine et les drogues illicites.

Les trois phases de l'attente : on divise généralement les neuf mois de la grossesse en trois périodes de trois mois chacune .

Voici un aperçu de ce qui se passe généralement pendant chaque trimestre:

1. Premier trimestre (semaines 1 à 12): Il s'agit de la phase de développement la plus cruciale. C'est pendant cette période que tous les organes et systèmes majeurs du corps commencent à se former. La mère peut commencer à ressentir des signes de grossesse tels que des nausées matinales, une fatigue accrue, des seins tendus et une fréquence urinaire accrue. C'est aussi pendant ce trimestre que le

risque de fausse couche est le plus élevé.

2. Deuxième trimestre (semaines 13 à 26): Pendant cette période, les nausées et la fatigue peuvent diminuer. Le ventre de la femme commence à s'arrondir et elle peut commencer à sentir les mouvements du bébé. C'est également au cours de ce trimestre que la plupart des femmes subissent une échographie détaillée pour vérifier le développement normal du fœtus.

3. Troisième trimestre (semaines 27 à la naissance): Au cours de ce dernier trimestre, la mère peut ressentir plus d'inconfort à mesure que son ventre s'agrandit. Les mouvements du bébé sont plus perceptibles. Les visites prénatales deviennent plus fréquentes pour

surveiller la santé de la mère et du fœtus. Les préparatifs pour l'accouchement, tels que l'inscription à des cours de préparation à l'accouchement et la préparation de la chambre du bébé, sont également courants pendant ce trimestre.

Il est important de noter que chaque grossesse est unique et que les femmes peuvent vivre des expériences très différentes. Certaines peuvent ne pas ressentir tous les symptômes typiques, tandis que d'autres peuvent en ressentir davantage.

Niveau de l'utérus pendant la grossesse.

L'utérus, également connu sous le nom de matrice, joue un rôle essentiel pendant la grossesse. C'est là que le fœtus se développe et grandit jusqu'à l'accouchement. Au fur et à mesure que la grossesse progresse, l'utérus s'agrandit pour accommoder la croissance du bébé. Voici comment l'utérus change au cours de chaque trimestre:

1. Premier trimestre (semaines 1 à 12): Au début de la grossesse, l'utérus est de la taille d'une petite orange. À la fin du premier trimestre, il est de la taille d'un pamplemousse.

2. Deuxième trimestre (semaines 13 à 26): Au début du deuxième trimestre, l'utérus est généralement de la taille d'un melon moyen. Vers la fin de ce trimestre, l'utérus atteint le niveau de l'ombilic (le nombril).

3. Troisième trimestre (semaines 27 à la naissance): Au cours du troisième

trimestre, l'utérus continue de croître. Il atteint généralement son point le plus haut quelques semaines avant l'accouchement, près du sternum. À ce stade, l'utérus est de la taille d'une pastèque. Peu avant l'accouchement, le fœtus "descend", ce qui peut entraîner une diminution de la hauteur de l'utérus.

Il est important de noter que la taille et la position de l'utérus peuvent varier en fonction de nombreux facteurs, y compris le nombre de bébés dans l'utérus (comme dans le cas des jumeaux ou des triplés), la taille du bébé, la quantité de liquide amniotique, et la position du bébé dans l'utérus. Les professionnels de santé utilisent souvent la mesure de la hauteur utérine (la distance entre le pubis et le sommet de l'utérus) comme l'un des nombreux outils pour évaluer la croissance et le développement du fœtus.

LES REGIMES .

Le régime alimentaire pendant la grossesse est extrêmement important, car ce que la mère mange a un impact direct sur la croissance et le développement du bébé. Voici quelques conseils généraux sur l'alimentation pendant la grossesse :

1. Aliments riches en folate : Le folate, ou acide folique, est une vitamine B qui est cruciale pour la prévention des anomalies du tube neural chez le bébé. Les aliments riches en folate comprennent les

légumes à feuilles vertes, les oranges et les céréales enrichies.

2. Protéines : Les protéines sont essentielles pour la croissance du bébé. Les sources de protéines comprennent la viande, la volaille, le poisson, les œufs, les noix, les graines, les légumineuses et les produits laitiers.

3. Calcium : Le calcium est important pour la formation des os et des dents du bébé. Les produits laitiers, les amandes, le tofu, les sardines et les légumes à feuilles vertes sont de bonnes sources de calcium.

4. Fer : Le fer est nécessaire pour la production de globules rouges, qui transportent l'oxygène dans le corps. Les sources de fer comprennent la viande rouge, la

volaille, le poisson, les lentilles et les céréales enrichies.

5. Aliments à éviter : Certains aliments doivent être évités pendant la grossesse en raison du risque de maladie d'origine alimentaire ou de dommages potentiels pour le bébé. Cela comprend l'alcool, la caféine en excès, les viandes crues ou mal cuites, le poisson cru ou fumé, les fromages à pâte molle non pasteurisés et les œufs crus ou mal cuits.

6. Hydratation : Boire suffisamment d'eau est également important pendant la grossesse pour aider à maintenir un bon volume de sang et de liquide amniotique.

Il est important de noter que chaque femme et chaque grossesse sont uniques, et les besoins nutritionnels peuvent varier. Les femmes enceintes devraient consulter leur professionnel de la santé pour obtenir des conseils personnalisés sur leur alimentation pendant la grossesse.

Si vous voulez des informations plus spécifiques sur un certain type de régime pendant la grossesse, comme un régime végétarien, végétalien, à faible teneur en glucides, etc...

Informations plus spécifiques sur un certain type de régime pendant la grossesse, comme un régime végétarien, végétalien, à faible teneur en glucides, etc...

Un aperçu des considérations spécifiques pour certains types de régimes pendant la grossesse :

1. Régime végétarien ou végétalien : Une grossesse peut être saine avec un régime végétarien ou végétalien, mais il faut être conscient de certaines vitamines et minéraux qui pourraient être insuffisants. Par exemple, le fer, la vitamine B12, la vitamine D et l'oméga-3 sont souvent trouvés en plus grande quantité dans les produits d'origine animale. Les végétariennes et végétaliennes enceintes devraient consulter leur professionnel de la santé pour s'assurer qu'elles reçoivent suffisamment de ces nutriments, que ce soit par le biais d'aliments enrichis, de suppléments ou des deux.

2. Régime faible en glucides ou cétogène : Les régimes à faible teneur en glucides, comme le

régime cétogène, peuvent être plus délicats pendant la grossesse. Il n'y a pas suffisamment de recherches pour confirmer que ces régimes sont sûrs pendant la grossesse, et certains professionnels de la santé peuvent être préoccupés par le fait que la restriction des glucides pourrait limiter la croissance du fœtus. Les femmes enceintes qui souhaitent suivre un régime faible en glucides devraient consulter un professionnel de la santé.

3. Régime sans gluten : Si vous êtes intolérante au gluten ou atteinte de la maladie cœliaque, vous pouvez continuer à suivre un régime sans gluten pendant la grossesse. Il est important de s'assurer que vous obtenez suffisamment de fibres, de fer et de vitamines B, qui sont

souvent présents en grande quantité dans les aliments contenant du gluten.

4. Régime sans lactose : Si vous êtes intolérante au lactose, vous pouvez continuer à suivre un régime sans lactose pendant la grossesse. Assurez-vous d'obtenir suffisamment de calcium à partir d'autres sources, comme les légumes à feuilles vertes, le tofu, les amandes, et certaines boissons végétales enrichies.

5. Régime pour le diabète gestationnel : Si vous développez un diabète gestationnel pendant la grossesse, vous devrez peut-être modifier votre régime pour contrôler votre taux de sucre dans le sang. Cela implique généralement de manger des repas réguliers et équilibrés avec une

combinaison de protéines, de graisses et de glucides à indice glycémique bas.

Dans tous les cas, il est recommandé de consulter un professionnel de la santé avant de commencer ou de continuer tout type de régime pendant la grossesse.

Voici quelques idées pour des repas de 1800 calories pour le petit déjeuner, le déjeuner et le dîner.

Veuillez noter qu'il est recommandé de consulter un nutritionniste ou un professionnel de la santé avant de commencer un nouveau régime alimentaire. Ces repas sont proposés à titre indicatif et peuvent ne pas convenir à tout le monde.

Pour un petit déjeuner de 1800 calories :

- 1 tasse de céréales complètes non sucrées
- 1 tasse de lait demi-écrémé
- 1 banane moyenne
- Un contenant de 6 onces de yaourt non sucré
- 1/2 tasse de fraises tranchées
- 7 demi-noix de Grenoble
- 8 crackers 100% complets
- 1/2 once de fromage cheddar
- Une tranche de pain complet 100%
- 1 cuillère à soupe de beurre de cacahuète

Pour un déjeuner de 1800 calories :

- Sandwich au poulet grillé (3 onces de poitrine de poulet grillée, 1 cuillère à café de mayonnaise, laitue, et tomate sur deux tranches de pain complet 100% grillé)

- Grande salade de jardin (2 tasses de légumes mélangés, trois tranches de concombre, 1/2 tasse de carottes râpées)
- 1 banane moyenne
- 10 amandes grillées non salées
- 1 once de fromage cheddar

Pour un dîner de 1800 calories :

- Bœuf et brocoli (3 onces de steak de flanc et une tasse de brocoli sautés dans une cuillère à soupe d'huile végétale, 1 cuillère à café de sauce soja à faible teneur en sodium, et une cuillère à café de graines de sésame.)
- 1/2 tasse de riz brun
- Une tranche de pain complet 100%
- 1 cuillère à soupe de beurre de cacahuètes

Voici quelques termes couramment utilisés pendant la grossesse :

1. Amniocentèse : Un test effectué pendant la grossesse dans lequel une petite quantité de liquide amniotique est prélevée pour détecter des anomalies chromosomiques et génétiques chez le fœtus.

2. Ballonnement : Gonflement ou augmentation de la taille de l'abdomen, souvent causé par une accumulation de gaz dans le système digestif.

3. Colostrum : Le premier lait produit par les glandes mammaires pendant la grossesse et juste après la naissance.

4. Doppler fœtal : Un appareil utilisé pour écouter le rythme cardiaque du fœtus.

5. Échographie : Une technique d'imagerie qui utilise des ondes sonores pour produire une image du fœtus dans l'utérus.

6. Fœtus : Le terme utilisé pour décrire un bébé en développement dans l'utérus, généralement après la 8e semaine de grossesse.

7. Gestation : La période pendant laquelle un bébé se développe dans l'utérus, généralement 40 semaines chez l'homme.

8. HCG (Gonadotrophine chorionique humaine) : Une hormone produite pendant la grossesse qui est détectée dans un test de grossesse.

9. Linea nigra : Une ligne sombre qui apparaît souvent sur l'abdomen des femmes enceintes, courant du nombril jusqu'au pubis.

10. Nausées matinales : Des nausées, souvent accompagnées de vomissements, qui peuvent survenir à tout moment de la journée pendant la grossesse.

11. Périnée : La zone entre le vagin et l'anus qui s'étire pendant l'accouchement.

12. Prématuré : Un bébé né avant 37 semaines de gestation.

13. Trimestre : Une division de la grossesse en trois périodes de trois mois chacune.

14. Vergetures : Des lignes qui apparaissent sur la peau lorsque celle-ci s'étire rapidement, comme cela se produit pendant la grossesse.

15. Zygote : L'ovule fécondé pendant les premiers jours après la

conception, avant qu'il ne devienne un embryon.

Il existe de nombreux autres termes liés à la grossesse.

L' EPANOUISSEMENT DE LA FEMINITE .

L'épanouissement de la féminité est un sujet vaste qui peut être abordé de plusieurs manières différentes. Cela peut impliquer l'acceptation et l'appréciation de soi, l'exploration de son identité de genre, l'expression de sa sexualité, et le développement de son estime de soi et de sa confiance en soi.

1. Acceptation de soi : Accepter et apprécier son corps et son apparence est une partie importante de l'épanouissement de la féminité.

Cela peut comprendre l'acceptation de son corps tel qu'il est, l'acceptation des changements corporels liés à l'âge, à la grossesse ou à la ménopause, et le développement d'une image de soi positive.

2. Identité de genre : Explorer son identité de genre et comprendre comment elle se rapporte à sa propre expérience de la féminité peut être une partie importante de l'épanouissement de la féminité. Cela peut inclure l'exploration de différentes expressions de genre et la recherche d'une identité de genre qui vous semble authentique.

3. Sexualité : Explorer sa sexualité et comprendre ses propres désirs et besoins sexuels peut être une partie importante de l'épanouissement de

la féminité. Cela peut impliquer l'apprentissage de la communication avec les partenaires sexuels, la découverte de ce qui procure du plaisir et du confort sexuel, et l'acceptation de ses propres désirs sexuels.

4. Estime de soi et confiance en soi : Développer une estime de soi et une confiance en soi solides peut être une partie importante de l'épanouissement de la féminité. Cela peut impliquer l'apprentissage de la prise de décisions indépendantes, la défense de ses propres besoins et désirs, et la prise de conscience de sa propre valeur et de ses propres capacités.

L'épanouissement de la féminité est un processus personnel et unique pour chaque individu. Cela peut impliquer une variété d'expériences et de pratiques, et il n'y a pas une seule "bonne" façon d'être féminine. Il est important de se rappeler que chacun a le droit de définir et d'exprimer sa féminité de la manière qui lui convient le mieux.

L' EPANOUISSEMENT DE LA FEMINITE : à l'approche de la maternité

1. Acceptation du corps : La grossesse entraîne de nombreux changements physiques. L'acceptation de ces changements peut être un défi, mais elle peut aussi être une occasion de renforcer l'amour et l'appréciation de son corps. Il peut être utile de se rappeler que ces changements sont naturels et nécessaires pour la

croissance et le développement de l'enfant.

2. Identité de genre : Pour certaines femmes, la maternité peut renforcer leur sentiment de féminité. Pour d'autres, il peut remettre en question ou complexifier leur identité de genre. Il est important de se rappeler que la maternité ne définit pas la féminité et que chacun a le droit de définir et d'exprimer sa féminité de la manière qui lui convient le mieux.

3. Sexualité : La grossesse et la maternité peuvent avoir un impact sur la sexualité. Certaines femmes peuvent ressentir une augmentation de leur désir sexuel pendant la grossesse, tandis que d'autres peuvent ressentir une diminution. Après l'accouchement, il peut être

nécessaire de prendre du temps pour se réadapter à son corps et à sa sexualité.

4. Confiance en soi et estime de soi : La grossesse et la maternité peuvent apporter de nouveaux défis qui exigent de la confiance en soi et de l'estime de soi. Que ce soit pour prendre des décisions concernant la grossesse et l'accouchement, pour s'adapter à la vie avec un nouveau-né, ou pour naviguer dans le monde en tant que parent, la confiance en soi et l'estime de soi peuvent être des atouts précieux.

5. Relations : La grossesse et la maternité peuvent également avoir un impact sur les relations. Cela peut être une occasion de renforcer les liens avec le partenaire, la famille et les amis, et de développer

de nouvelles relations avec d'autres parents ou groupes de soutien.

L'épanouissement de la féminité à l'approche de la maternité est un voyage très personnel et chaque expérience est unique. Il est important de se donner la permission de vivre cette période à son propre rythme et de manière authentique.

LA VIE AVANT LA NAISSANCE

La vie avant la naissance, souvent appelée vie intra-utérine, est une période fascinante de développement rapide et complexe. C'est le moment où un individu se développe à partir d'une seule cellule, l'ovule fécondé, jusqu'à un bébé pleinement formé prêt à naître. Voici un aperçu général de ce qui se passe pendant ce temps.

1. Conception : La vie commence au moment de la conception, lorsque le sperme d'un homme féconde l'ovule d'une femme. Cela se produit généralement dans la trompe de Fallope de la femme. L'ovule fécondé, maintenant appelé zygote, commence alors à se diviser en plusieurs cellules.

2. Implantation : Environ une semaine après la fécondation, le zygote, maintenant appelé blastocyste, atteint l'utérus. Il s'implante alors dans la paroi de l'utérus, où il commencera à se développer en un embryon.

3. Premier trimestre : Au cours des trois premiers mois de la grossesse, l'embryon se développe rapidement.

Le cœur commence à battre, les organes commencent à se former, et les traits du visage commencent à apparaître. À la fin du premier trimestre, l'embryon est maintenant appelé un fœtus.

4. Deuxième trimestre : Au cours du deuxième trimestre, le fœtus continue de grandir et de se développer. Les mouvements du fœtus deviennent plus perceptibles pour la mère pendant cette période. Les traits du visage sont plus définis, les cheveux et les ongles commencent à pousser, et le système nerveux continue de se développer.

5. Troisième trimestre : Au cours du troisième trimestre, le fœtus continue de grandir et de maturer en préparation de la naissance. Les

poumons se développent et le fœtus commence à pratiquer la respiration. Le fœtus peut maintenant ouvrir et fermer les yeux, et il continue à prendre du poids.

6. Naissance : Après environ 40 semaines, le fœtus est prêt à naître. Le travail commence, ce qui conduit à la naissance du bébé.

Il est important de noter que chaque grossesse est unique et que le développement peut varier. De plus, la santé et le bien-être de la mère pendant la grossesse peuvent avoir un impact significatif sur le développement du fœtus. Une alimentation saine, l'exercice régulier, des soins prénatals adéquats, et l'évitement de substances nocives comme l'alcool et la nicotine sont tous importants pour le développement sain du fœtus.

Les chromosomes .

Les chromosomes sont des structures de forme filamenteuse présentes dans le noyau des cellules eucaryotes. Ils sont constitués d'ADN et de protéines et contiennent la plupart des gènes d'un organisme. Les chromosomes jouent un rôle clé dans le processus de division cellulaire et assurent que l'ADN est répliqué et distribué de manière appropriée à chaque nouvelle cellule.

Chaque espèce a un certain nombre spécifique de chromosomes. Par exemple, les humains ont 46 chromosomes, répartis en 23 paires. Vingt-deux de ces paires sont des chromosomes autosomes, qui sont les mêmes chez les hommes et les femmes. La 23ème paire, les chromosomes sexuels, diffèrent entre les hommes et les femmes. Les femmes ont deux chromosomes X, tandis que les hommes ont un chromosome X et un chromosome Y.

Lors de la reproduction sexuée, les cellules germinales (spermatozoïdes chez l'homme et ovules chez la femme) ne contiennent qu'une seule copie de chaque chromosome. C'est-à-dire qu'elles contiennent 23 chromosomes (et non 46). Lors de la fécondation, l'ovule et le spermatozoïde fusionnent, combinant leurs chromosomes pour former une cellule (zygote) avec les 46 chromosomes typiques.

Les chromosomes sont essentiels à la vie car ils contiennent les gènes, les instructions génétiques qui déterminent les traits et les fonctions biologiques d'un organisme. Les mutations et les anomalies chromosomiques peuvent entraîner une variété de troubles et de maladies génétiques.

En vingt-quatre heures

Il semble que votre demande est incomplète. Pourriez-vous fournir plus de détails ou de contexte? Par exemple, cherchez-vous à savoir ce qui se passe dans le corps humain en 24 heures, ou voulez-vous connaître le développement d'un embryon ou d'un fœtus en 24 heures? Ou peut-être cherchez-vous des informations sur un autre sujet lié à une période de 24 heures?

savoir ce qui se passe dans le corps humain en 24 heures, connaître le développement d'un embryon ou d'un fœtus en 24 heures

Je vais diviser cette réponse en deux parties pour couvrir à la fois le développement de l'embryon et les processus corporels généraux dans un cycle de 24 heures.

1. Développement embryonnaire sur 24 heures : Le développement embryonnaire est un processus complexe qui dépend de nombreux facteurs, y compris le stade spécifique de développement. Au tout début, juste après la fécondation, la cellule unique qui a été créée commence à se diviser. En 24 heures, elle peut se diviser pour former deux cellules, puis quatre, et ainsi de suite. C'est le début du processus qui crée finalement un

embryon pleinement formé.
Toutefois, il est important de noter
que ce processus varie d'un
embryon à l'autre et dépend de
nombreux facteurs.

2. Fonctions corporelles sur 24 heures : Le corps humain fonctionne selon un rythme circadien, ou un cycle de 24 heures, qui est principalement déterminé par l'exposition à la lumière et à l'obscurité. Voici quelques-unes des nombreuses choses qui se produisent dans le corps au cours de cette période :

   - Sommeil : Pour la plupart des gens, une grande partie de ce cycle de 24 heures est consacrée au sommeil. Le sommeil est essentiel pour la santé et le bien-être, et c'est le moment où le corps répare et restaure les différents systèmes.

   - Digestion : Le corps continue à digérer les aliments et à absorber les nutriments tout au long de la journée et de la nuit. Le petit déjeuner déclenche une série de processus digestifs et métaboliques, y compris la production d'enzymes et d'hormones pour la digestion.

   - Cerveau : Le cerveau est actif 24 heures sur 24, même pendant le sommeil. Il traite les informations, consolide les souvenirs et dirige une multitude de processus corporels.

   - Cœur : Le cœur bat constamment, pompant le sang à travers le corps pour fournir de l'oxygène et des nutriments aux cellules. Le rythme cardiaque change tout au long de la journée en réponse à l'activité, au stress, à l'exercice, etc.

   - Régulation de la température : Le corps régule sa température tout au long de la journée, avec des variations légères. Généralement, la température corporelle atteint un minimum tôt le matin et un maximum en fin d'après-midi.

   - Hormones : Le corps produit et libère une variété d'hormones tout au long de la journée. Par exemple, le cortisol, souvent appelé l'hormone du stress, suit un rythme circadien, avec des niveaux qui augmentent le matin pour aider à se réveiller et qui diminuent le soir.

Ces processus et bien d'autres se
produisent dans un cycle de 24 heures
pour maintenir le corps en
fonctionnement et en bonne santé.

Rôle du placenta

Le placenta est une structure incroyablement importante dans le développement d'un fœtus pendant la grossesse. Il joue plusieurs rôles clés :

1. Fourniture de nutriments et d'oxygène : Le placenta reçoit le sang de la mère, qui est riche en oxygène et en nutriments. Il extrait ces éléments essentiels et les transmet au fœtus via le cordon ombilical. C'est ainsi que le fœtus reçoit tout ce dont il a besoin pour grandir et se développer.

2. Élimination des déchets : De la même manière, le placenta aide à éliminer les déchets produits par le fœtus. Ces déchets sont transportés du fœtus au placenta, puis dans le sang de la mère pour être éliminés.

3. Protection contre les infections : Le placenta agit comme une barrière

pour protéger le fœtus contre de nombreuses infections bactériennes et virales. Cependant, il ne peut pas protéger contre toutes les infections, et certaines peuvent traverser le placenta et affecter le fœtus.

4. Production d'hormones : Le placenta produit également une variété d'hormones qui sont essentielles à la maintien de la grossesse et à la préparation du corps de la mère pour l'accouchement. Par exemple, il produit de l'hCG (gonadotrophine chorionique humaine) qui est l'hormone détectée par les tests de grossesse, de la progestérone pour maintenir la grossesse et aider à développer les glandes mammaires, et de l'estrogène qui stimule la croissance de l'utérus et joue un

rôle dans le développement du fœtus.

5. Immunité fœtale : Le placenta joue également un rôle dans l'immunité du fœtus. Il transfère des anticorps de la mère au fœtus, offrant une certaine protection contre les maladies pendant les premiers mois de vie du bébé.

Après l'accouchement, le placenta, qui a été une structure vitale tout au long de la grossesse, est expulsé du corps de la mère, un événement souvent appelé "la délivrance".

L'embryon

Un embryon est le stade initial du développement d'un organisme multicellulaire. Chez les mammifères, y compris les humains, l'embryon est le stade de développement qui suit la fécondation et précède le stade fœtal.

Voici une chronologie approximative du développement embryonnaire chez l'humain :

- Fécondation : L'ovule de la femme est fécondé par le spermatozoïde de l'homme, créant un zygote. Cela se produit généralement dans l'une des trompes de Fallope de la femme.

- Division cellulaire : Le zygote commence à se diviser en deux cellules, puis en quatre, huit, seize, etc., dans un processus appelé mitose. Ces premières cellules sont indifférenciées, ce qui signifie qu'elles ont le potentiel de devenir n'importe quel type de cellule dans le corps.

- Blastocyste : Après environ cinq jours, l'embryon, qui compte maintenant environ 100 cellules, est appelé un blastocyste. Il est composé d'une couche externe de cellules (le trophoblaste, qui deviendra le placenta) et d'un groupe de cellules internes (la masse cellulaire interne, qui deviendra l'embryon lui-même).

- Implantation : Le blastocyste se déplace le long de la trompe de Fallope et s'implante dans l'utérus de la femme, généralement environ une semaine après la fécondation.

- Développement embryonnaire : À partir de la troisième semaine, l'embryon commence à former des structures plus complexes et spécialisées, comme le tube neural (qui deviendra le cerveau et la moelle épinière), le système cardiovasculaire et les structures de base des yeux et des oreilles.

- Transition vers le stade fœtal : À environ huit semaines de grossesse, l'embryon a maintenant une apparence humaine reconnaissable, avec des bras, des jambes, des yeux, des oreilles, etc. À ce stade, on parle de fœtus plutôt que d'embryon.

Il est important de noter que ces durées sont approximatives et peuvent varier d'une grossesse à l'autre. De plus, le développement embryonnaire est un processus complexe qui dépend de nombreux facteurs, dont certains peuvent influencer la santé et le développement ultérieurs de l'individu.

Le foetus

Un fœtus est le stade du développement prénatal qui suit l'embryon et précède la naissance. Chez l'humain, la période fœtale commence à la fin de la huitième semaine de gestation et se poursuit jusqu'à la naissance, vers la 40ème semaine. Voici une chronologie approximative du développement du fœtus :

- 9-12 semaines : Toutes les structures de base du corps sont en place et le fœtus commence à ressembler à un petit être humain. Il mesure environ 6 à 7 centimètres de long et pèse environ 28 grammes.

- 13-16 semaines : Le fœtus commence à bouger et à agir plus activement, bien que la mère ne puisse pas encore sentir ces mouvements. Les traits du visage sont plus définis et des poils très fins, appelés lanugo, commencent à apparaître sur le corps.

- 17-20 semaines : La mère commence généralement à sentir le fœtus bouger, un événement appelé "quickening". Les organes internes du fœtus sont maintenant bien développés et fonctionnent.

- 21-24 semaines : Le fœtus continue de grandir et de se développer. Il mesure maintenant environ 30 centimètres de long et pèse environ 600 grammes. C'est également à ce stade qu'il commence à avoir une chance de survie en dehors de l'utérus, bien que ses chances soient encore faibles et qu'il ait besoin de soins médicaux spécialisés.

- 25-28 semaines : Le fœtus continue de grandir et de se développer. Ses yeux peuvent maintenant s'ouvrir et fermer, et il peut réagir à des stimuli externes tels que la lumière et le son.

- 29-32 semaines : Le fœtus continue de grandir et de prendre du poids. Ses poumons commencent à produire du surfactant, une substance qui aide à garder les alvéoles pulmonaires ouvertes et facilite la respiration à la naissance.

- 33-36 semaines : Le fœtus continue de prendre du poids et de se préparer à la naissance. La plupart des fœtus se positionnent la tête vers le bas, se préparant pour l'accouchement.

- 37-40 semaines : C'est la dernière phase de la grossesse. Le fœtus est maintenant prêt à naître. Il mesure environ 50 centimètres de long et pèse environ 3,5 kilogrammes.

Encore une fois, il est important de noter que ces durées sont approximatives et peuvent varier d'une grossesse à l'autre. Le développement fœtal est un processus complexe qui dépend de nombreux facteurs, dont certains peuvent influencer la santé et le développement ultérieurs de l'individu.

Le facteur Rhésus

Le facteur Rhésus (ou Rh) fait référence à une protéine spécifique présente à la surface des globules rouges. Si vous avez cette protéine, vous êtes Rh positif. Si vous ne l'avez pas, vous êtes Rh négatif.

La plupart des gens sont Rh positifs. Les problèmes peuvent survenir lorsqu'une femme enceinte est Rh négatif mais porte un fœtus Rh positif. Cette situation peut se produire si le père de l'enfant est Rh positif. Lorsqu'une femme Rh négatif est enceinte d'un enfant Rh positif, son système immunitaire peut reconnaître le facteur Rhésus de l'enfant comme étranger et produire des anticorps pour l'attaquer.

Ceci est généralement pas un problème pour une première grossesse, parce que l'enfant est généralement né avant que beaucoup d'anticorps sont produits. Mais lors de grossesses ultérieures, si l'enfant est également Rh positif, les anticorps de la mère peuvent traverser le placenta et attaquer les globules rouges du fœtus, provoquant une maladie appelée maladie hémolytique du nouveau-né.

Cependant, ce problème peut être prévenu. Les femmes enceintes sont généralement testées pour le facteur Rhésus et, si elles sont Rh négatif, elles peuvent recevoir une injection d'une substance appelée immunoglobuline anti-D. Cette substance empêche le système immunitaire de la mère de réagir au facteur Rhésus du fœtus et empêche la production d'anticorps.

C'est pourquoi il est important pour les femmes enceintes de connaître leur statut Rh et de discuter des options de traitement avec leur professionnel de la santé.

Les anticorps antigroupe

Les anticorps antigroupe sont des molécules produites par le système immunitaire qui peuvent se lier à des antigènes spécifiques sur les globules rouges. Les antigènes sont des molécules qui peuvent déclencher une réponse immunitaire. Dans le cas des globules rouges, les antigènes sont souvent référencés par des groupes sanguins, tels que les groupes A, B, AB et O, ainsi que le facteur Rhésus.

Si une personne a du sang de type A, cela signifie qu'elle a des antigènes de type A sur ses globules rouges et des anticorps antigroupe B dans son plasma sanguin. Si une personne a du sang de type B, elle a des antigènes de type B sur ses globules rouges et des anticorps antigroupe A dans son plasma. Les personnes de groupe AB ont les deux types d'antigènes (A et B) sur leurs globules rouges et ne possèdent pas d'anticorps antigroupe A ou B. Enfin, les personnes de groupe O n'ont ni antigènes A ni B sur leurs globules rouges, mais elles ont des anticorps antigroupe A et B dans leur plasma.

Ces anticorps antigroupe peuvent provoquer une réaction si des globules rouges avec des antigènes incompatibles sont transfusés dans le corps. Par exemple, si une personne de groupe A reçoit du sang de groupe B, ses anticorps antigroupe B attaqueront les globules rouges transfusés.

Pendant la grossesse, les anticorps antigroupe peuvent également poser problème si la mère et le bébé ont des groupes sanguins incompatibles. Par exemple, si une mère a du sang de type O et que le bébé a du sang de type A, les anticorps de la mère peuvent traverser le placenta et attaquer les globules rouges du bébé. Cependant, ce type de problème est moins courant que les problèmes liés au facteur Rhésus, car les anticorps antigroupe A et B ne traversent généralement pas le placenta aussi facilement que les anticorps anti-Rh.

Les jumeaux

Les jumeaux se réfèrent à deux enfants nés de la même grossesse. Il y a deux types principaux de jumeaux : monozygotes (identiques) et dizygotes (fraternels).

1. Les jumeaux monozygotes, aussi appelés jumeaux identiques, se produisent lorsqu'un seul œuf est fécondé par un seul spermatozoïde

et se divise ensuite en deux embryons. Ces jumeaux partagent le même ADN, ce qui signifie qu'ils sont de même sexe et ont des caractéristiques génétiques très similaires. Cependant, ils ne sont pas nécessairement identiques sous tous les aspects, car des facteurs environnementaux peuvent affecter leur développement.

2. Les jumeaux dizygotes, aussi appelés jumeaux fraternels, se produisent lorsque deux œufs sont fécondés par deux spermatozoïdes différents lors du même cycle menstruel. Ces jumeaux partagent environ 50% de leur ADN, comme n'importe quels autres frères et sœurs, et peuvent être de sexes différents. Ils peuvent avoir des

caractéristiques physiques très différentes.

Il est également possible d'avoir des jumeaux "semi-identiques" ou "sesquizygotes", bien que ce soit très rare. Cela se produit lorsque deux spermatozoïdes fécondent un seul œuf qui se divise ensuite. Ces jumeaux partagent 100% de l'ADN de leur mère, mais seulement 50% de l'ADN de leur père.

La probabilité d'avoir des jumeaux dépend de plusieurs facteurs, notamment l'âge de la mère, son histoire familiale, certaines techniques de procréation assistée et l'utilisation de médicaments pour la fertilité.

PREPARATION PSYCHOPHYSIQUE A L'ACCOUCHEMENT

La préparation psychophysiologique à l'accouchement est un processus qui aide les femmes enceintes à se préparer mentalement et physiquement pour l'accouchement. Elle peut inclure des exercices physiques, des techniques de respiration, des techniques de relaxation et de visualisation, ainsi que des séances d'information et de discussion sur l'accouchement et la parentalité. Voici quelques éléments clés de ce processus :

1. Education: Les cours de préparation à l'accouchement fournissent des informations sur le processus de l'accouchement, les options de gestion de la douleur, les signes et les étapes du travail, et d'autres sujets connexes. Ils peuvent également couvrir la période post-

partum, l'allaitement et les soins aux nouveau-nés.

2. Exercices physiques: Ceux-ci peuvent inclure des étirements, des exercices de renforcement du plancher pelvien (comme les exercices de Kegel), et des techniques de respiration qui peuvent être utiles pendant le travail. L'exercice régulier pendant la grossesse peut également aider à augmenter l'endurance nécessaire pour le travail.

3. Techniques de relaxation et de gestion du stress: Ces techniques peuvent aider à gérer la douleur et l'anxiété pendant l'accouchement. Elles peuvent inclure des techniques de respiration profonde, de visualisation, de méditation et de yoga.

4. Préparation émotionnelle: La grossesse et l'accouchement peuvent être une période émotionnellement intense. Le soutien émotionnel, comme la thérapie ou le counseling, peut aider à préparer psychologiquement les femmes à ces changements.

5. Planification de l'accouchement: Créer un plan de naissance peut aider les femmes à se sentir plus préparées et en contrôle. Ce plan peut inclure des préférences pour le lieu de l'accouchement, les personnes présentes, les interventions médicales, et d'autres aspects de l'accouchement.

Il est important de noter que chaque femme est unique, et ce qui fonctionne pour une femme peut ne pas fonctionner pour une autre. Il est donc essentiel d'adapter la préparation à l'accouchement aux besoins et aux préférences individuels de chaque femme.

LE MOMENT VENU: L'approche de l'accouchement

L'approche de l'accouchement peut être une période à la fois excitante et angoissante pour une femme enceinte. Il y a plusieurs signes que l'accouchement est imminent. Ces signes peuvent commencer quelques semaines ou quelques jours avant l'accouchement réel. Voici quelques-uns de ces signes:

1. Descente du bébé: À l'approche de l'accouchement, le bébé descend plus bas dans le bassin. Cela peut rendre la respiration plus facile pour

la mère, mais elle peut également ressentir plus de pression dans le bas de l'abdomen et avoir besoin d'uriner plus fréquemment.

2. Perte du bouchon muqueux: Le bouchon muqueux, qui scelle le col de l'utérus pendant la grossesse, peut être expulsé quelques jours avant ou au début du travail. Il peut apparaître comme un écoulement épais, parfois taché de sang.

3. Contractions: Les contractions peuvent commencer légèrement et devenir progressivement plus fortes et plus rapprochées. Contrairement aux fausses contractions (aussi appelées contractions de Braxton Hicks), les vraies contractions ne disparaissent pas avec le repos ou le changement de position.

4. Rupture des membranes (perte des eaux): La rupture des membranes, qui peut se manifester par un écoulement d'eau claire ou un filet d'eau, signifie que le sac amniotique qui entoure le bébé s'est rompu. Cela peut se produire avant le début du travail ou pendant le travail.

5. Dilatation du col de l'utérus: Pendant le travail, le col de l'utérus se dilate pour permettre au bébé de passer. Les professionnels de la santé vérifieront régulièrement la dilatation du col de l'utérus pendant le travail.

Si une femme enceinte pense que le travail a commencé, elle devrait contacter son professionnel de la santé pour obtenir des conseils. Chaque femme et chaque accouchement sont uniques, il est donc important de suivre les recommandations de son professionnel de la santé.

La phase de dilatation

La phase de dilatation est la première phase du travail et de l'accouchement. Elle se divise en trois étapes : la phase latente, la phase active et la phase de transition.

1. Phase latente : C'est le début du travail. Pendant cette phase, le col de l'utérus commence à se dilater et à s'effacer (s'amincir). Les contractions deviennent plus régulières et se rapprochent progressivement. Cette phase peut durer de quelques heures à quelques jours, surtout chez les femmes qui accouchent pour la première fois.

2. Phase active : Pendant la phase active, le col de l'utérus se dilate plus rapidement et les contractions deviennent plus fortes, plus longues et plus rapprochées. Les femmes ressentent généralement le besoin de se concentrer davantage sur les contractions pendant cette phase. C'est généralement le moment où les femmes se rendent à l'hôpital ou à la maison de naissance, si elles ne l'ont pas déjà fait.

3. Phase de transition : C'est la dernière partie de la phase de dilatation, et elle peut être la plus intense. Le col de l'utérus se dilate des 7 cm restants jusqu'à la dilatation complète à 10 cm. Les contractions sont généralement très fortes, longues et rapprochées.

Pendant la phase de dilatation, les femmes peuvent utiliser une variété de techniques pour gérer la douleur des contractions, y compris la respiration profonde, les mouvements et les changements de position, le bain ou la douche chauds, le massage, l'acupuncture ou l'acupression, et l'analgésie médicale.

La durée de la phase de dilatation peut varier considérablement d'une femme à l'autre et d'une naissance à l'autre. Il est important de se rappeler que chaque femme et chaque accouchement sont uniques.

La phase d'expulsion

La phase d'expulsion est la deuxième phase du travail et de l'accouchement. Elle commence une fois que le col de l'utérus est complètement dilaté à 10 centimètres et se termine avec la naissance du bébé. Voici ce qui se passe pendant cette phase:

1. Contractions et poussées : Pendant la phase d'expulsion, les contractions continuent et la femme ressent généralement un fort besoin de pousser. Les contractions aident à pousser le bébé à travers le canal de naissance. Le besoin de pousser peut ressembler à une envie très forte d'aller à la selle.

2. Naissance du bébé : Avec l'aide des contractions et des poussées de la mère, le bébé se déplace à travers le canal de naissance. Le bébé tourne généralement pour faire face au dos de la mère, bien que cela puisse varier. La tête du bébé apparaît d'abord, suivie par le reste du corps.

3. Position de la mère : Il existe différentes positions que la mère peut adopter pour l'accouchement, y compris se mettre à genoux, s'asseoir, se coucher sur le côté ou être en position semi-assise. La position choisie peut dépendre de la préférence de la mère, de la position du bébé et de l'avis du professionnel de santé.

La durée de la phase d'expulsion peut varier. Pour une première naissance, elle peut durer de 1 à 2 heures ou plus, tandis que pour les naissances suivantes, elle peut être beaucoup plus courte.

Après la naissance du bébé, la mère entre dans la troisième et dernière phase du travail et de l'accouchement, la phase de délivrance, qui est la naissance du placenta.

La phase de la délivrance

La phase de délivrance est la troisième et dernière phase du travail et de l'accouchement. Elle commence après la naissance du bébé et se termine avec l'expulsion du placenta et des membranes du sac amniotique. Voici ce qui se passe généralement pendant cette phase :

1. Contractions : Après la naissance du bébé, la mère continue à avoir des contractions. Ces contractions aident à séparer le placenta de la paroi de l'utérus.

2. Expulsion du placenta : Une fois que le placenta s'est détaché de l'utérus, la mère doit le pousser hors de son corps. Cela se produit

généralement dans les 5 à 30 minutes suivant la naissance du bébé. Le placenta est généralement expulsé par le vagin, mais parfois, il peut être nécessaire d'aider à son expulsion.

3. Examen du placenta : Après l'expulsion du placenta, le professionnel de santé l'examine pour s'assurer qu'il est complet et qu'aucun morceau n'est resté dans l'utérus. Si des morceaux de placenta restent dans l'utérus, cela peut provoquer des saignements et d'autres complications.

4. Contrôle des saignements : Après la délivrance du placenta, le professionnel de santé contrôle les saignements de la mère. Le fond de l'utérus est palpé pour s'assurer qu'il se contracte correctement. Si

l'utérus ne se contracte pas bien, cela peut provoquer des saignements excessifs.

La phase de délivrance est généralement plus courte que les autres phases du travail et de l'accouchement. Cependant, elle est tout aussi importante et nécessite une surveillance attentive pour prévenir et gérer tout problème potentiel.

OBSTETRIQUE DE POINTE

"Obstétrique de pointe" en français se traduit par "cutting-edge obstetrics" en anglais. Il fait référence à l'utilisation des technologies et des méthodes les plus avancées dans le domaine de l'obstétrique, qui est la branche de la médecine et de la chirurgie concernée par l'accouchement et les soins aux femmes en train d'accoucher.

Il existe de nombreux domaines au sein de l'obstétrique qui peuvent être considérés comme "de pointe", en fonction de la technologie et des méthodes utilisées. Voici quelques exemples :

- Soins en cas de grossesse à haut risque : Cela implique l'utilisation de technologies avancées pour surveiller et soigner à la fois la mère et le fœtus dans les grossesses considérées à haut risque en raison de conditions médicales ou de complications.

- Chirurgie laparoscopique : Il s'agit d'un type de chirurgie minimalement invasive qui utilise un laparoscope, un tube long et fin avec une lumière de haute intensité et une caméra haute résolution à l'avant. L'instrument est inséré par une incision dans la paroi abdominale, et les images de la caméra sont projetées sur un écran, donnant au chirurgien une vue claire des organes.

- Hystéroscopie en cabinet : C'est une procédure qui permet à un médecin de regarder à l'intérieur de l'utérus pour diagnostiquer et traiter les causes de saignements anormaux. L'hystéroscope est un tube mince et éclairé qui est inséré dans le vagin pour examiner le col de l'utérus et l'intérieur de l'utérus.

- Accouchement par voie basse en présentation du siège : Certains obstétriciens ont une formation spécialisée dans l'accouchement par voie basse en présentation du siège, où le bébé est positionné pour être délivré pieds ou fesses en premier lieu au lieu de la présentation normale tête en premier.

- Ligature des trompes en cabinet : C'est une procédure chirurgicale de stérilisation dans laquelle les trompes de Fallope d'une femme sont serrées et bloquées, ou coupées et scellées, ce qui empêche les ovules d'atteindre l'utérus pour la fécondation.

- Hystérectomie vaginale : C'est une intervention chirurgicale pour enlever l'utérus par le vagin. Elle implique moins de temps à l'hôpital, un coût inférieur et une récupération plus rapide qu'une hystérectomie abdominale, qui est réalisée par une grande incision dans l'abdomen.

- Évaluations et traitements avancés de l'infertilité : Cela pourrait inclure une variété de procédures et de traitements, tels que la fécondation in vitro (FIV), l'insémination intra-utérine (IIU), et d'autres.

  - Voici quelques services qui peuvent être offerts par une clinique d'obstétrique de pointe:

    - Chirurgie laparoscopique
    - Hystéroscopie en cabinet
    - Gestion des fausses couches multiples
    - Incompétence cervicale
    - Grossesse à haut risque
    - Grossesse gémellaire
    - Accouchement par voie basse en cas de présentation par le siège
    - Ligature des trompes en cabinet
    - Hystérectomie vaginale
    - Évaluation de l'infertilité
    - Contrôle des naissances
    - Frottis Pap
    - Dépistage des MST.

    N'oubliez pas que ces services peuvent varier d'une clinique à l'autre, et il est toujours préférable de vérifier les services spécifiques offerts par la clinique de votre choix.

La Césarienne

La césarienne est une intervention chirurgicale qui permet d'extraire un ou plusieurs bébés de l'utérus de la mère. Elle est généralement réalisée lorsque l'accouchement par voie basse n'est pas possible ou sûr pour la mère ou le bébé.

Il existe plusieurs types de césariennes

1. Césarienne programmée : Elle est prévue à l'avance lorsque des conditions médicales connues rendent un accouchement par voie basse risqué.

2. Césarienne d'urgence : Elle est réalisée en réponse à une situation d'urgence qui survient pendant le travail. Par exemple, si le rythme cardiaque du bébé devient anormal ou si le travail n'avance pas malgré des contractions intenses et régulières.

Il existe également différentes manières d'effectuer une césarienne, qui dépendent principalement de l'emplacement de l'incision. Les deux plus courantes sont :

1. Césarienne par incision basse transversale (aussi appelée incision de Pfannenstiel) : Il s'agit de l'approche la plus courante, où une incision horizontale est faite juste au-dessus de la ligne de poil pubien. Cette méthode est généralement préférée car elle entraîne moins de saignements, est moins visible lorsque le ventre est recouvert de vêtements, et est moins susceptible de se déchirer lors de futurs accouchements par voie basse.

2. Césarienne par incision verticale : Cette méthode, moins courante, implique une incision verticale dans l'abdomen et l'utérus. Elle peut être utilisée en cas de situation d'urgence ou si le bébé est dans une position inhabituelle.

Après une césarienne, il est nécessaire de rester à l'hôpital plus longtemps qu'après un accouchement par voie basse. La guérison peut prendre plusieurs semaines et il est important de suivre les conseils de votre médecin pour éviter les complications. La césarienne est une intervention chirurgicale majeure et, comme pour toutes les chirurgies, il y a des risques associés, y compris l'infection et les complications liées à l'anesthésie.

Souffrance Maternelle

La souffrance maternelle pendant la grossesse et l'accouchement peut prendre de nombreuses formes, et elle peut être physique ou émotionnelle.

Souffrance physique : La grossesse et l'accouchement peuvent être physiquement exigeants et inconfortables. Les femmes enceintes peuvent souffrir de nausées matinales, de douleurs dorsales, de douleurs pelviennes, de fatigue, d'insomnie, de brûlures d'estomac, de gonflement des mains et des pieds, et d'autres symptômes inconfortables. L'accouchement lui-même est également souvent douloureux.

Souffrance émotionnelle : La grossesse et l'accouchement peuvent également être une période de stress émotionnel intense. Les femmes peuvent se sentir anxieuses ou déprimées pendant la grossesse, en particulier si elles ont des complications ou des problèmes de santé. Après l'accouchement, certaines femmes souffrent de dépression post-partum, qui peut être une condition sérieuse nécessitant un traitement.

Il est important que les femmes enceintes parlent de leur souffrance à leurs prestataires de soins de santé et cherchent le soutien dont elles ont besoin. Des traitements, tels que des médicaments, des thérapies de conversation, des exercices physiques et des techniques de relaxation, peuvent être utiles pour soulager la souffrance physique et émotionnelle pendant la grossesse et après l'accouchement.

De plus, le soutien des partenaires, de la famille et des amis peut être crucial pour aider les femmes à traverser cette période difficile. Enfin, il existe de nombreuses ressources, telles que des groupes de soutien et des services de conseil, qui peuvent aider les femmes à faire face à la souffrance maternelle.

Insuffisance dynamique

L'insuffisance dynamique, aussi appelée dystocie, est un terme utilisé en obstétrique pour décrire une progression anormalement lente ou difficile du travail pendant l'accouchement. Elle peut être due à plusieurs facteurs, dont :

1. Anomalies de la force des contractions utérines : Cela se produit lorsque les contractions utérines ne sont pas assez fortes ou régulières pour provoquer une dilatation efficace du col de l'utérus. C'est la cause la plus courante de dystocie.

2. Anomalies de la présentation ou de la position du fœtus : Cela peut inclure des présentations anormales, comme une présentation du siège, où le bébé est positionné pour sortir par les fesses plutôt que par la tête, ou une position anormale de la tête du bébé.

3. Anomalies du bassin de la mère : Dans certains cas, la forme ou la taille du bassin de la mère peut ne pas permettre au bébé de passer par le canal de naissance.

L'insuffisance dynamique est généralement diagnostiquée lorsque la progression du travail est plus lente que prévu, même après que le col de l'utérus a commencé à se dilater. Le traitement peut inclure l'administration d'ocytocine (un médicament qui renforce les contractions utérines), le changement de position de la mère pour aider à la descente du bébé, ou, dans certains cas, une césarienne.

L'accouchement dirigé

L'accouchement dirigé est un terme utilisé pour décrire une méthode d'accouchement où le professionnel de santé guide et dirige activement le processus de travail et d'accouchement. Cela peut inclure des instructions sur quand et comment pousser pendant les contractions, ainsi que des interventions médicales pour aider à accélérer le travail, comme l'administration d'ocytocine pour augmenter la force et la fréquence des contractions, ou l'utilisation d'instruments tels que les forceps ou les ventouses pour aider à l'extraction du bébé.

Il est important de noter que, bien que l'accouchement dirigé puisse être nécessaire dans certaines situations pour assurer la sécurité de la mère et de l'enfant, il y a aussi une tendance croissante à encourager l'accouchement non dirigé ou "physiologique", où le processus est guidé par les réactions naturelles du corps de la femme, tant que cela est sûr pour la mère et l'enfant. L'idée derrière l'accouchement physiologique est de permettre à la femme d'écouter son corps et de pousser en réponse à ses propres instincts, plutôt que de suivre des instructions spécifiques.

La décision d'opter pour un accouchement dirigé ou non dirigé doit être prise en consultation avec le professionnel de santé et doit tenir compte des circonstances individuelles de chaque femme, y compris son état de santé, ses préférences personnelles et le déroulement de son travail.

L'accouchement sans douleur

L'accouchement sans douleur fait référence à diverses techniques et méthodes utilisées pour minimiser ou gérer la douleur pendant l'accouchement. Ces techniques peuvent varier considérablement et peuvent inclure des approches médicales, comme l'anesthésie péridurale, ainsi que des méthodes non médicamenteuses, comme l'hypnose, le yoga, la méditation, l'utilisation de positions différentes, la respiration contrôlée, l'acupuncture, l'hydrothérapie (utilisation de l'eau, comme dans un accouchement en piscine), et le soutien continu pendant le travail (par exemple, d'une doula ou d'un partenaire de naissance).

L'anesthésie péridurale est l'une des méthodes les plus couramment utilisées pour l'accouchement sans douleur. Il s'agit d'une procédure médicale où un anesthésique est injecté dans l'espace péridural de la colonne vertébrale pour bloquer la sensation de douleur. Cela ne supprime généralement pas toutes les sensations, permettant à la femme de ressentir la pression et le mouvement, mais de ne pas ressentir de douleur intense.

Cependant, il est important de noter que chaque femme a une expérience unique de l'accouchement et que ce qui fonctionne pour une femme peut ne pas fonctionner pour une autre. De plus, bien que ces techniques puissent aider à gérer la douleur, il est rare qu'elles l'éliminent complètement. L'objectif est plutôt de rendre la douleur plus gérable.

Finalement, la décision concernant la gestion de la douleur pendant l'accouchement doit être prise par la femme en consultation avec son professionnel de santé, en tenant compte de ses préférences personnelles, de sa santé et de la progression de son travail.

L'accouchement à douleur atténuée

L'accouchement à douleur atténuée est une approche qui utilise diverses méthodes pour réduire la douleur de l'accouchement sans nécessairement chercher à l'éliminer complètement. Cette approche reconnaît que la douleur fait partie du processus de l'accouchement et cherche à aider la femme à la gérer de manière plus efficace, plutôt qu'à l'éliminer complètement.

Les méthodes utilisées pour atteindre un accouchement à douleur atténuée peuvent inclure une combinaison de techniques médicales et non médicales. Les techniques médicales peuvent inclure des médicaments comme les analgésiques ou une anesthésie péridurale légère, qui réduit la douleur sans éliminer complètement la sensation.

Les techniques non médicales peuvent inclure des choses comme :

- La respiration contrôlée : cette technique implique de respirer profondément et régulièrement pour aider à gérer la douleur.

- Le mouvement et les positions changeantes : certaines positions peuvent aider à réduire la douleur et à faciliter le travail.
- Le soutien émotionnel : avoir le soutien d'un partenaire, d'une doula ou d'un autre professionnel de la santé peut aider à gérer la douleur.
- L'hydrothérapie : être dans l'eau peut aider à soulager la douleur et à faciliter le travail.

Comme pour toute décision concernant l'accouchement, la méthode de gestion de la douleur doit être choisie en consultation avec un professionnel de la santé et doit tenir compte des préférences personnelles de la femme, de sa santé et de la progression de son travail.

L'accouchement sous hypnose

L'accouchement sous hypnose, parfois appelé hypnonaissance, est une technique qui utilise l'auto-hypnose, la relaxation, la visualisation et la respiration pour aider à gérer la douleur et l'anxiété pendant l'accouchement. Le but n'est pas nécessairement d'éliminer la douleur, mais de la rendre plus gérable.

Dans le cadre de l'hypnonaissance, la mère est généralement formée à l'auto-hypnose avant l'accouchement. Ces formations peuvent être dispensées en personne, en ligne, ou par des ressources audio ou écrites.

Voici comment cela fonctionne généralement :

1. Relaxation : Des techniques de relaxation profonde sont utilisées pour aider à réduire le stress et la tension, qui peuvent augmenter la perception de la douleur.

2. Visualisation : On enseigne à la mère à visualiser des images positives, comme son corps qui travaille efficacement pour donner naissance à son bébé.

3. Respiration : Des techniques de respiration spécifiques sont utilisées pour aider à gérer la douleur pendant les contractions.

4. Auto-hypnose : La mère apprend à entrer dans un état d'auto-hypnose, dans lequel elle est plus ouverte à des suggestions positives et peut mieux gérer la douleur.

L'hypnonaissance peut être une option pour les femmes qui souhaitent un accouchement naturel sans analgésie, mais elle peut également être utilisée en complément d'autres méthodes de gestion de la douleur. Comme pour toute technique de gestion de la douleur pendant l'accouchement, il est important de discuter des options avec un professionnel de la santé pour déterminer ce qui est le mieux adapté à vos besoins et à votre situation.

CONCLUSION

En conclusion, la grossesse est une période de transformation profonde et unique. Elle comprend plusieurs phases, du développement de l'embryon et du fœtus, à la préparation psychophysique à l'accouchement, en passant par l'épanouissement de la féminité et le rôle vital du placenta. Chaque femme vit cette expérience à sa manière, et il existe une multitude de moyens pour gérer cette transition majeure.

L'accouchement, qu'il soit naturel, sous hypnose, ou par césarienne, marque le point culminant de ce voyage. Il peut être accompagné de défis, mais aussi d'une immense joie. L'obstétrique de pointe nous offre aujourd'hui des options et des moyens d'intervention pour assurer la sécurité et le bien-être de la mère et de l'enfant.

Cependant, le voyage ne s'arrête pas à l'accouchement. Après cet événement, une nouvelle étape commence - celle de la maternité, avec ses propres défis, ses propres joies et ses propres découvertes. C'est pourquoi ce livre sera suivi d'un second volume, intitulé "Après l'Accouchement". Dans ce livre, nous explorerons en profondeur ce que signifie être une nouvelle mère, comment prendre soin de soi et de son nouveau-né, et comment naviguer dans ce nouveau paysage de la vie.

La maternité est un voyage extraordinaire, plein de défis et de transformations, et nous espérons que ces livres vous serviront de guides et de soutiens tout au long de ce parcours.